U0332830

康寿按摩

实用按摩随身手册

郭奕江　郭劲　著

人民体育出版社

图书在版编目（CIP）数据

实用按摩随身手册：康寿按摩 / 郭奕江, 郭劲著. -- 北京：人民体育出版社，2020（2023.2重印）

ISBN 978-7-5009-5837-6

Ⅰ.①实… Ⅱ.①郭… ②郭… Ⅲ.①按摩－手册 Ⅳ.①R454.4-62

中国版本图书馆 CIP 数据核字（2020）第145673号

*

人民体育出版社出版发行

三河兴达印务有限公司印刷

新 华 书 店 经 销

*

787×960 32开本 2.25印张 27千字

2020年11月第1版 2023年2月第2次印刷

印数：1,501—3,000册

*

ISBN 978-7-5009-5837-6

定价：15.00元

社址：北京市东城区体育馆路 8 号（天坛公园东门）

电话：67151482（发行部）　　　　邮编：100061

传真：67151483　　　　　　　　　邮购：67118491

网址：www.psphpress.com

（购买本社图书，如遇有缺损页可与邮购部联系）

写在前面的话

自古以来，健康长寿就是每一个人的愿望。在人类社会漫长的生存发展历程中，劳作、卫生、战争引发的伤病严重影响了人们的寿命，为了消解这些伤病，人们创造出了各式各样的康健身体、延年益寿的方法，从吃、穿、用到功、法、术，几乎人们能想到的每一个方面，都能找到对应的健体医病、养身益寿的方法。但是，当前大家还不太容易找到不要场地器械、简单短小易学、收效明显实在的康体健身的方法，现在我们把这个方法带来了。这个小册子短小精炼，内容深入浅出，24个按摩动作照顾到身体的大部分部位，如果坚持按摩，则可起到良好的保健作用。为了便于阅读，每个按摩动作都配有动作图示及视频，扫描二维码即可观看。

瞧，实用的按摩保健之法已介绍给您，欢迎您的到来！

特别说明

　　为了节约您宝贵的精力和财力，我们不像一般的健身书籍去讲很多的原理或者理论，本手册重实实在在传授实际方法，相信您完全可以结合自己的生活经验明白其中浅显的道理。如果您认为有必要，请把疑惑告诉我们，我们将在集中后专门进行解答。

目　录

一、康寿按摩的形成

　　康寿按摩形成的理念来自中西医各自所长和人们长期生活的经验总结，几十年来得到了一大批实践者的认可。在中医方面侧重汲取经络穴位、气功意念的重要成果，在西医方面吸收其检查手术、诊疗护理的合理结论，同时融入健康学科研究取得的新见解，不迷信传统，不生搬硬套，讲究整合创新及科学高效。整个康寿按摩的核心主张是不剧烈运动，讲究舒适度，一切不求快，只用三分力。

二、不同年龄段对康寿按摩的要求

根据人生的不同年龄阶段，要将按摩的习惯培养和水平提高相结合，由幼年及少年（从出生到15岁）的单纯的按摩动作，提高到青壮年（16岁到59岁）的按摩与呼吸相协调，再到老年（60岁以上）的按摩、呼吸、意念三者完美融合的境界。

在幼年及少年阶段，重点单一，只是单纯地进行按摩，完成建议的规定按摩动作次数，达到缓解疲劳、刺激穴位及提升免疫力的作用。初期由大人帮助完成，5岁以后可以由大人引导孩子完成，8岁左右实现孩子独立完成。

在青壮年阶段，随着人的理解和认知水平的提高，要求在按摩时，让按摩的动作同呼吸的节奏相协调，达到舒缓精神压力、提升抵抗力的作用。

在老年阶段，人的体力、精力都有了新的变化，这就对按摩提出了更高的要求，要在形成的稳定按摩同呼吸协调的基础上，加入意念的作用，让这三者达到互相促进、和谐作用、康健体魄的状态，进而达到促进血液循环、提升精神状态、减少疾病发生的作用。

这里要说明一下，不管是什么年龄阶段，在做康寿按摩时对姿势没有严格要求，只要环境清洁、没有噪音即可。做动作可躺、可坐、可立，只要在按摩时动作不受限制或影响就可以。在有条件的情况下，以直接接触皮肤的按摩最好，如果隔有衣衫，可适当增加按摩次数弥补效果损失。如果因为特殊原因无法自己按摩，也可以请别人帮助按摩，力道与自己平时一致，只用三分力，不要很使劲。

每个人的身体状态不同，同一人在不同季节的身体状况也不同，做按摩的前提是必须做好保暖，不可贪凉致病，否则就适得其反了。

三、动作、呼吸、意念在康寿按摩中的配合运用

（一）动作

　　按摩的动作核心要求是"轻平顺"，"轻"就是用三分力，不要加力；"平"就是平稳，保持匀速，不忽快忽慢；"顺"就是动作完整，没有障碍。动作的力度标准是，做动作不改变呼吸，不感觉用力，不出现疲劳。

（二）呼吸

　　康寿按摩采用的呼吸是腹式呼吸。腹式呼吸有两种具体方法：一种是自然呼吸，在吸气时，腹部逐渐凸起，胸部内收，呼气

时，腹部随气出渐渐凹下；另一种是逆式呼吸，吸气时，腹部逐渐凹陷，胸部外膨，呼气时，腹部反向渐渐凸起。这两种腹式呼吸在康寿按摩中都可以采用，要求是一个动作（旋转一周或者往返交替一次）同步完成一次呼吸，动作与呼吸需做到同步协调。呼吸与动作的配合我们之所以放在青壮年阶段要求，是考虑到此时个体的认知能力较完善，比较容易理解和完成，如果小于这个年龄已经可以引入两者的配合当然更好，但不必强求，以免影响孩子的兴趣。

（三）意念

对于按摩中引入意念，是康寿按摩中高层级的要求。对意念的要求有两个方面，一是在按摩的起势开始前，要神凝心静，无存杂念，耳不旁听，目不游移，意守丹田。丹田是中医中的穴位，在肚脐下三厘米处。二是在按摩的每一节中，意念要随着按摩手走，手到念到，把意念同步到按摩的位置上，明确想到按摩轨迹应该触压到相关穴位。比如，手臂按摩时，知道手臂内侧按摩会经过天府、尺泽、孔最、列缺、太渊、鱼际、少商等穴位，手臂外侧按摩会经过手五里、曲池、手三里、偏历等穴位，这样可以更有针对性地轻度刺激穴位，产生很好的保健作用。此外还可以结合自身的健康状况，在按摩中从意念上强化对穴位的关注，进而产生很好的辅助保健的作用。动作、呼吸、意念三位一体，协调活动就能够产生更多更好的康体保健效果。

动作、呼吸、意念的配合，我们之所以放在老年阶段才要求，是考虑到此时人心已静，心无旁骛，也有时间和精力关注经络穴位等相关知识。如果小于这个年龄，也愿意学习掌握三者的配合当然更好，同样我们不必强求，以免影响青壮年阶段的坚持效果。

四、康寿按摩的动作

人体的脏器分布在身体的不同部位，不同的脏器又有着不同的功能和作用，因此，按摩必须各有重点，不能平均用力，要注意按摩的频次、强度等。头部和胸腹部一定是我们按摩需要重点关照的区域。

以下所有动作都要求做到基本的次数，不可再减，大家可根据各自健康状况，对相关部位适当增加按摩次数，但加次数不加力度。

以下按按摩顺序，介绍按摩的具体动作要领，共24节，每节做18次。

（一）准备动作

摩掌预热，两手合掌对搓18次。

（二）面头颈部按摩（共12节）

Ⅰ. 面部按摩

两手指尖向上，抚贴面部，上下平稳往复按摩18次，可以适当进行水平方向的移动，让面部都得到按摩（图1）。

按摩的穴位有印堂、承泣、地仓、听宫、承浆、攒竹、下关、鼻通、颧髎、渴点、鱼腰、翳风、睛明、四白、球后、丝竹空、巨髎、童子髎、颊车、太阳穴、迎香穴、饥点、人中。

作用：清头明目，促进面部血液循环，对感冒鼻炎、目赤耳鸣、头痛眩晕、齿痛颊肿、偏正头痛、急慢惊风有预防作用。可以产生降温除浊、疏散风热、通利鼻窍的效果。

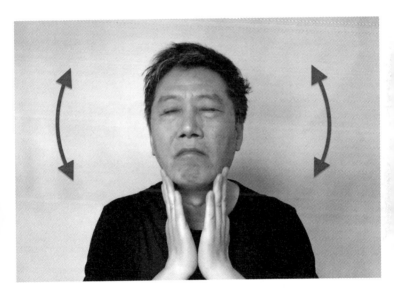

图1

2. 头皮按摩

两手相对抱头，自前额开始向后至耳后分开从颈两侧落下，再起第二次，共按摩18次（图2）。

按摩的穴位有神庭、上星、囟会、前顶、百会、脑户、风府、哑门、眉冲、曲差、五处、承光、玉枕、天柱、临泣、正营。

作用：醒神止眩，促进额叶、顶叶、枕叶、脑叶多部位的血液循环，对颅神经、植物神经、听视味触觉的保健及温压、空间感觉（右脑）和数理逻辑（左脑）的提升都有很好的效果。

康寿按摩 实用按摩随身手册

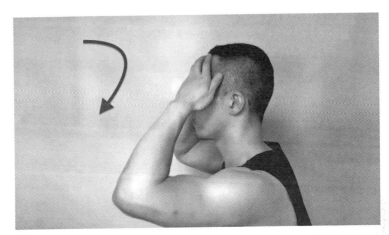

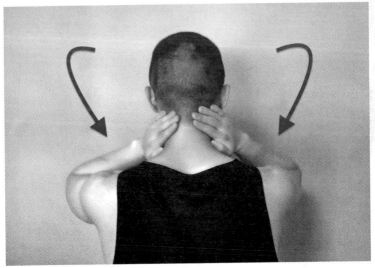

图2

3. 头顶按摩

左手顺一方向，用指丘和掌从太阳穴起环头上部做环绕按摩，完成18周，换右手，环绕方向相反，按摩18周（图3）。

按摩的穴位有印堂、神庭、囟会、本神、承灵、头维、颔厌、悬颅、百会、通天、络却、后顶、强间、天冲、目窗。

作用：清醒头目，促进额叶、顶叶、枕叶部位供血，对改善脑部、身体协调性、感觉性语言认知有很好的效果。

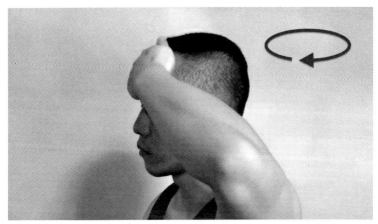

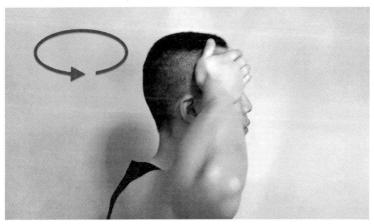

图3

4. 后脑按摩

双手掌封耳，指尖脑后相对，两手的四指轻拍小脑部位，做18次（图4）。

按摩的穴位有玉枕、脑户、头窍阴、脑空、率谷、风池。

作用：安神醒脑，促进颞叶、枕叶部位的血液循环，预防颈痛、脑卒中和目赤肿痛。

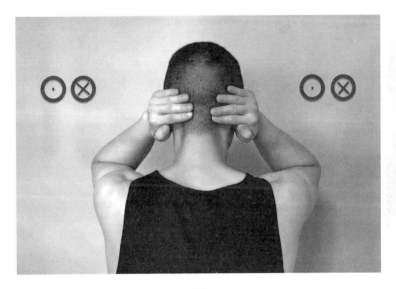

图4

5. 耳孔抚压

双手掌封耳，用三分力按压耳朵，快速抬起放响，一秒一个，做18次（图5）。

按摩的穴位有耳门、听宫、听会。

作用：开窍聪耳，泻热活络，有预防或缓解耳鸣、耳聋、耳道炎、齿痛和颈颌痛的功效。

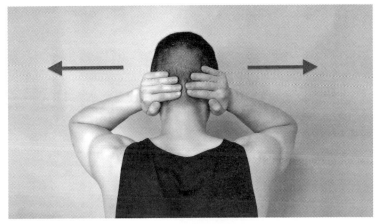

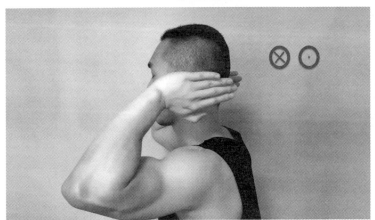

图5

6. 耳廓按摩

双手掌封耳，用三分力按压双耳，向前旋转18次，再反向旋转18次（图6）。

按摩的穴位有颅息、瘈脉、角孙。

作用： 清热消肿，散风止痛，对耳部肿痛、头痛唇燥有改善效果。

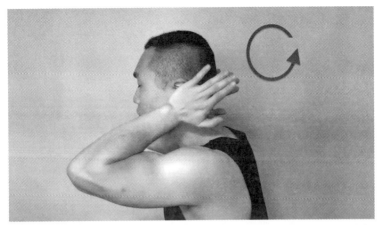

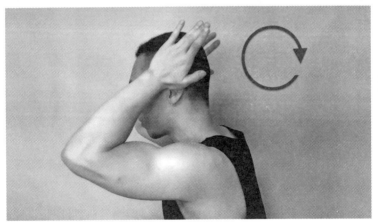

图6

7. 小脑按摩

　　左手置于后颈，左右来回搓摩18次，换右手用同样方法搓摩18次，搓摩过程中可以上下移动，按摩区域为小脑和颈椎部位（图7）。

　　按摩的穴位有风池、完骨、风府、哑门、翳明、翳风、天牖、天柱。

　　作用：聪耳通窍，活络解痉，对改善中老年高发病及高血压等全身性血管性疾病有明显辅助疗效。

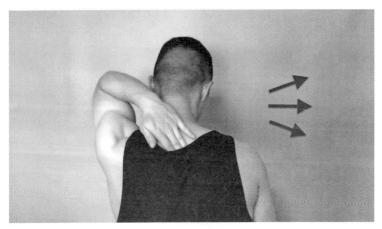

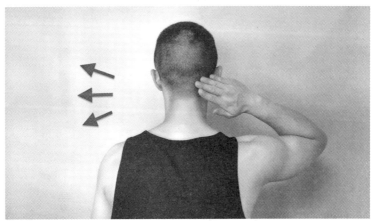

图7

8. 颈椎按摩

左手置于后颈，上下来回搓摩18次，换右手用同样方法搓摩18次，搓摩过程中可以上下移动，区域为小脑和颈椎部位（图8）。

按摩的穴位有大椎、肩井、大杼、风门、肺俞、身柱、陶道、崇骨。

作用：强筋健骨，促进经脉流通，缓解肩背疼痛，有防治颈椎病的效果。

⟲ ▭ ◯ ⊙ ⩤

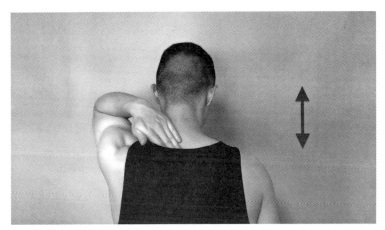

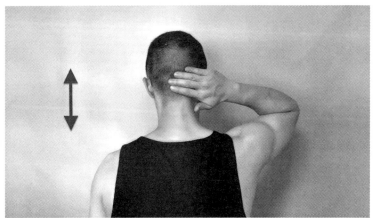

图8

9. 鼻部按摩

两大拇指背贴于鼻两翼，上下搓摩18次（图9）。

按摩的穴位有印堂、鼻通、迎香。

作用：祛风通窍，理气止痛，可通调两经经气，对鼻塞、鼻出血、鼻炎有疗效，辅助治疗颜面疾患。

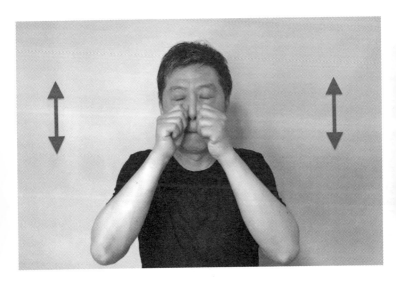

图9

10. 耳道按摩

两食指放入耳孔内，正反轻旋一次，快速拔离耳孔，做18次（图10）。

按摩的穴位有耳门、听宫、听会。

作用：清降寒浊，聪耳利牙，有预防耳鸣、耳聋、聤耳、眩晕、牙痛、三叉神经痛、口眼歪斜、目眩头昏的功效，可保五官健康。

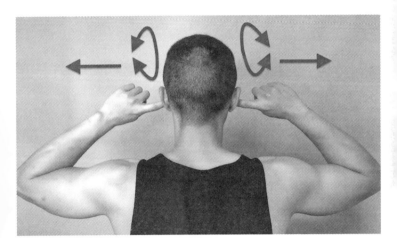

图10

11. 眼部按摩

两手贴面，四指覆于双眼，左右水平往复按摩，做18次（图11）。

按摩的穴位有鱼腰、攒竹、丝竹空、瞳子髎、承泣、球后、四白、迎香。

作用：明目镇惊，可改善头痛目眩的症状，预防白内障及面部神经麻痹，还可使颜面皮肤有光泽。

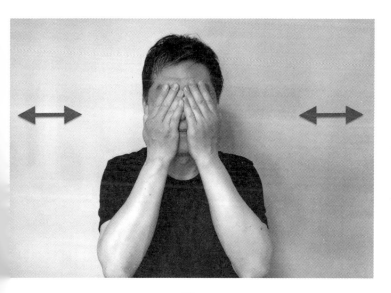

图11

12. 叩齿干漱

闭口鼓腮，牙齿上下轻叩如咀嚼，同时两腮做漱口动作，做18次（图12）。

按摩的穴位有颊车、地仓、承浆、廉泉。

作用： 开关通络，缓解胃火牙痛，对下颌关节炎、咀嚼肌痉挛的预防和治疗有辅助作用。

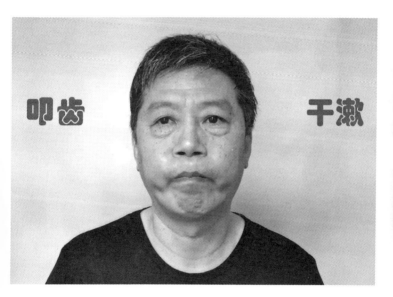

叩齿　　　　干漱

图12

（三）胸腹腰部按摩（共6节）

13. 胸腹部交叉按摩

左手平抚右肩内，向左侧下方经胸腹至侧髋，换右手平抚左肩内，向右侧下方经胸腹至侧髋，左右各一下为一次，做18次（图13）。

按摩的穴位有气户、屋翳、库房、膺窗、胸乡、周荣、天溪、食窦、玉堂、膻中、中庭、鸠尾、太乙、大横、神阙、腹结、五枢、维道。

作用：止咳平喘，具有缓解胸闷气急、调节神经的功效，经常按摩可达到扩张冠状血管和消化道内腔径的效果。

⟲ ▭ ▭ ◯ ⊙ ⫷

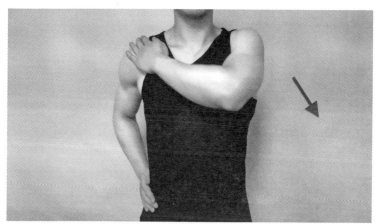

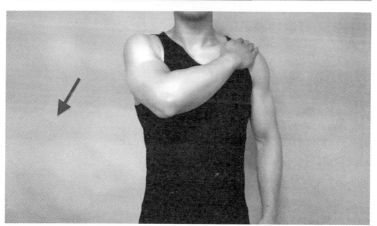

图13

14. 胸腹部环形按摩

左手平抚左肩内，向右到右肩内，向下到右髋上，向左到左髋上，向上回到左肩内，每一周为一次，做18次，换右手反向用同样的方式按摩18次（图14）。

按摩的穴位有中府、天溪、天池、膻中、屋翳、期门、日月、腹哀、天枢、章门、带脉、居髎、中极、曲骨、大赫、横骨、关元、石门。

作用：培元固本，有预防脑卒中、冠心病、心肌梗死、猝死等危险病症的效果，同时亦有改善元气虚损的功效，可以辅助治疗脘腹胀痛、食积停滞、消化失调等病症。

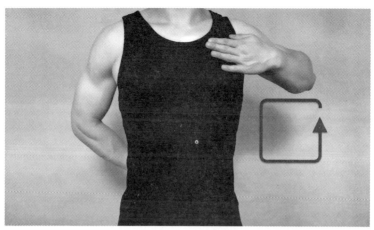

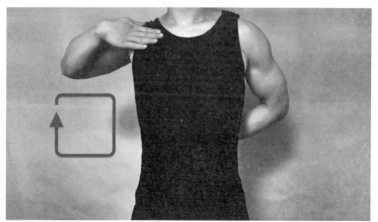

图14

15. 胸肺部按摩

左手平抚左肩内，向右到右肩内，向下到右侧肝区上部，向左到左侧脾区上部，向上回到左肩内，每一周为一次，做18次，换右手反向用同样的方式按摩18次（图15）。

按摩的穴位有俞府、神藏、神封、灵墟、步廊、中府、天溪、天池、膻中、屋翳、期门、灵墟、乳中、乳根。

作用：养肝排毒，疏肝健脾，理气活血，对胸肋胀痛、饥不欲食、口臭便秘有明显改善。

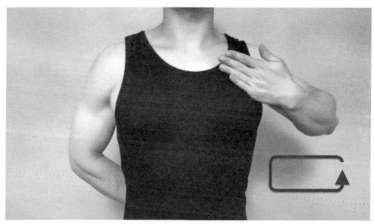

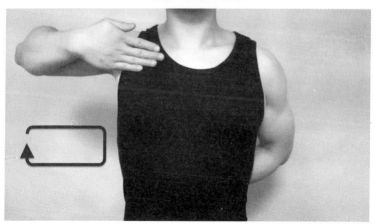

图15

16. 肝肠脾腹部按摩

左手平抚左侧脾区外侧，向右到右侧肝区外侧，向下到右髋外，向左经下腹到左髋外，向上回到脾区外侧，每一周为一次，做18次，换右手反向用同样的方式按摩18次（图16）。

按摩的穴位有章门、期门、巨阙、上脘、中脘、建里、下脘、水分、神阙、阴交、气海、石门、止泻、关元、中极、曲骨。

作用：健脾益气，降浊升清，益肾固精，对改善小便不利、月经不畅、膀胱炎有明显效果。

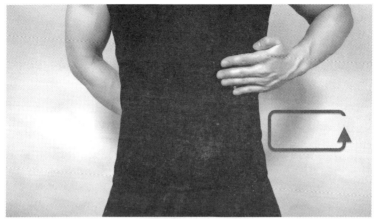

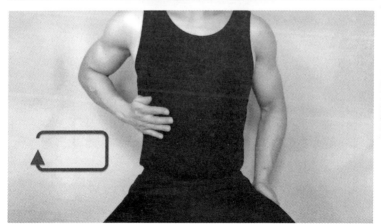

图16

17. 腰肾部按摩

双手平抚腰后两肾部位（腰眼），上下搓摩18次（图17）。

按摩的穴位有悬枢、命门、腰阳关、脾俞、意舍、三焦俞、胃俞、胃仓、盲门、志室、肾俞、气海俞、大肠俞、关元俞、小肠俞。

作用：培补肾元，强壮腰膝，促进肾脏血液循环，增强脾脏运化功能，对腰膝酸软等症状有改善效果。

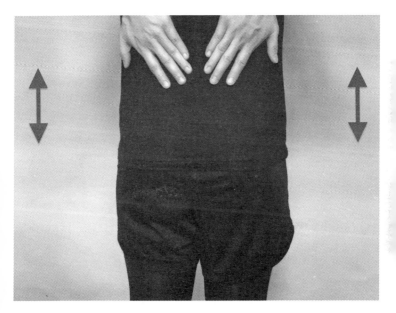

图17

18. 腰尾椎部按摩

左手握空心拳放在背脊处，用四指根的骨节从开触及的腰椎最高点，向下按摩到尾骶骨最深处，然后按原轨迹返回腰椎，上下按摩一个来回为一次，做18次，换右手用同样的方式按摩18次（图18）。

按摩的穴位有膀胱俞、下极俞、上髎、次髎、中髎、下髎、腰眼、腰奇、胞肓、中膂俞、秩边、会阳、白环俞、腰俞、长强。

作用： 对腰椎间盘突出、下肢麻木、腰骶痛，以及腰肌纤维变性引起的腰肌劳损都有明显的改善效果。

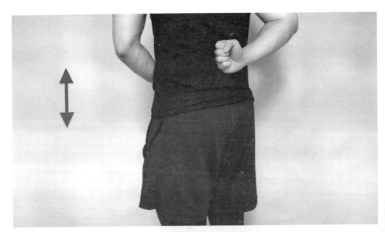

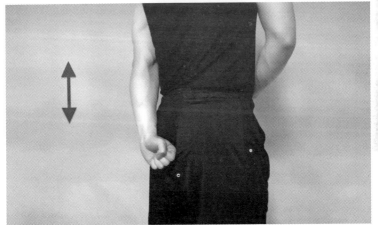

图18

（四）上肢及手部按摩（共2节）

19. 上臂按摩

左手平抚右手腕，自下向上经手臂内侧到肩上部，转到肩后向下，经手臂外侧回到手背腕处，每按摩一来回为一次，做18次，换左手，用同样的方式按摩右臂18次（图19）。

按摩的穴位有云门、中府、天泉、天府、侠白、曲泽、尺泽、孔最、郄门、间使、内关、大陵、列缺、经渠、肩髃、臂臑、肩髎、臑会、消泺、清冷渊、手五里、肘髎、曲池、上廉、三阳络、手三里、下廉、支沟、温溜、外关、偏历、阳溪、肩贞、小海、支正。

作用： 宁心安神，缓解上肢痹痛，增强免疫力，对高血压、肩臂肘痛、头痛眩晕症状的缓解有明显的效果。

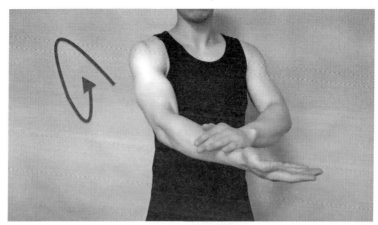

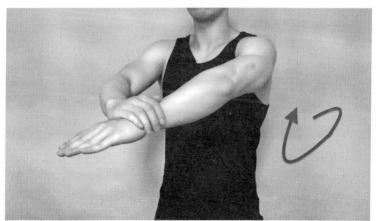

图19

20. 手部按摩

左手握住右手背，自手腕向指尖按摩，换右手握住左手背，用同样的方法按摩，左右交替抚摩，做18次（图20）。

按摩的穴位有养老、阳溪、阳谷、阳池、合谷、外劳宫、中渚、三间、后溪、液门、前谷、二间、关冲、商阳、鱼际、劳宫、少府、少商、少冲、中冲等。

作用：通利关节，清泻郁火，对促进血液循环、安神静眠有一定效果。

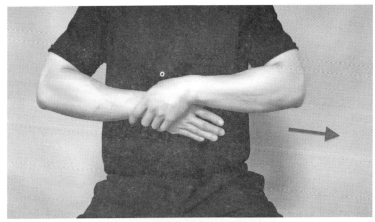

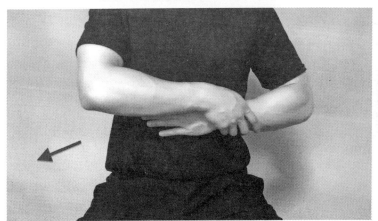

图20

（五）下肢及脚部按摩（共4节）

21. 腿部按摩

　　双手平抚左大腿根部，自腿面向下至脚踝，转手腕到腿后，向上再到大腿根，每按摩一来回为一次，做18次，换左手，用同样的方式按摩右腿18次（图21）。

　　按摩的穴位有急脉、阴廉、足五里、阴包、血海、风市、曲泉、百虫窝、阴骨、鹤顶、膝眼、膝关、中都、蠡沟、阳陵泉、地机、三阴交、交信、三阳交、太溪、伏兔、膝阳关、殷门、浮郄、委阳、委中、合阳、承筋、足三里、内庭、上巨虚、下巨虚、丰隆、光明、悬钟、条口、解溪、阳辅等。

　　作用：健脾胃，益肝肾，调经带，扶正培元，对于促进胰岛素分泌、控制血糖平衡、改善糖尿病及下肢痿痹有良好的效果，对延缓衰老、延年益寿大有裨益。

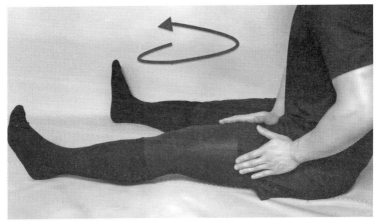

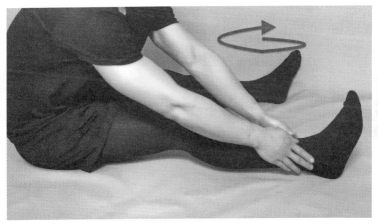

图21

22. 膝部按摩

双手按压在双膝上，相向旋转按摩18次，再反向旋转按摩18次（图22）。

按摩的穴位有犊鼻、血海、浮郄、委阳、委中、合阳。

作用：调经统血，健脾化湿，是配合治疗膝关节痛、血热性皮肤病、月经不调的有效手段。

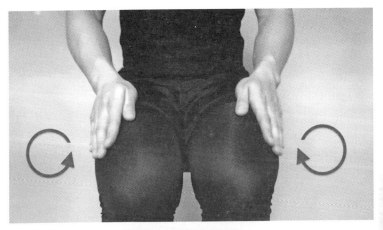

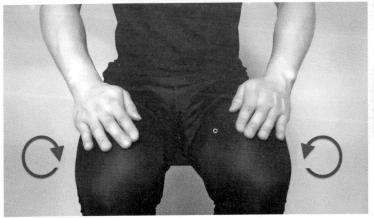

图22

23. 脚心按摩

右脚架在左膝上，右手掌按在右脚背上，左手掌贴于右脚心，双手反向上下搓摩18次，用相同方式搓摩左脚18次（图23）。

按摩的穴位有里内庭、涌泉、足心、踵点、申脉、至阴、足通谷、束骨、京骨、金门。

作用：清头明目，平肝益肾，舒筋活络，对体虚身寒、阳气萎弱者有补益阳气的效果。

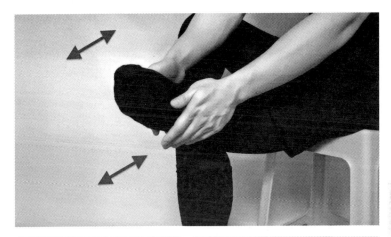

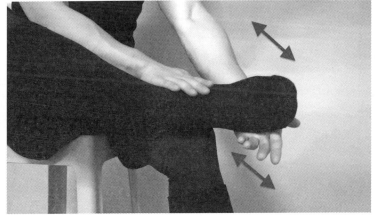

图23

24. 趾跟按摩

左手握住右脚踝，经脚背到脚趾，转到脚底，经脚心到脚跟，再回到脚踝，按摩18次，换右手，用同样的方式按摩左脚18次（图24）。

按摩的穴位有解溪、丘墟、冲阳、太冲、足临泣、陷谷、地五会、侠溪、内庭、行间、足窍阴、八风、气端、大敦、厉兑、昆仑、仆参、照海。

作用：滋阴清热，凉血安神，疏肝理气，调经止痛，对经常性失眠、神经衰弱有明显的改善效果。

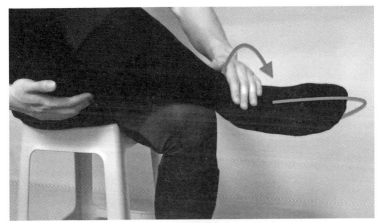

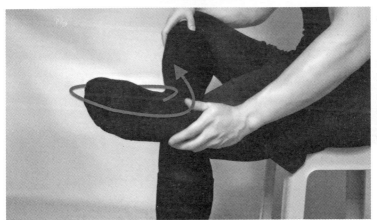

图24

五、做康寿按摩的三点建议

（一）循序渐进，逐步提高

不要急于求成，从不熟练到熟练有一个过程，坚持做就比从不做好百倍，逐步完善提高，让动作、呼吸和意念在实践中不断配合默契。

（二）化整为零，以缓为要

整个一套按摩动作用时很少，做一遍约15分钟，它可以不必一次做完，根据时间和条件选几个动作做，都没有问题。身体什么部位有问题想多做几次，也是可以的，只要保证不气喘、不疲劳即可。康寿按摩反对剧烈运动，提倡适度活动。

（三）各有侧重，长期坚持

　　每个人的身体情况有所不同，各人可以根据自己的情况适当增加个别部位的按摩次数。任何事情只有长期坚持，效果才会明显，要根据自己的情况把握按摩频率，坚持做下去。